BEI GRIN MACHT SICH IHR WISSEN BEZAHLT

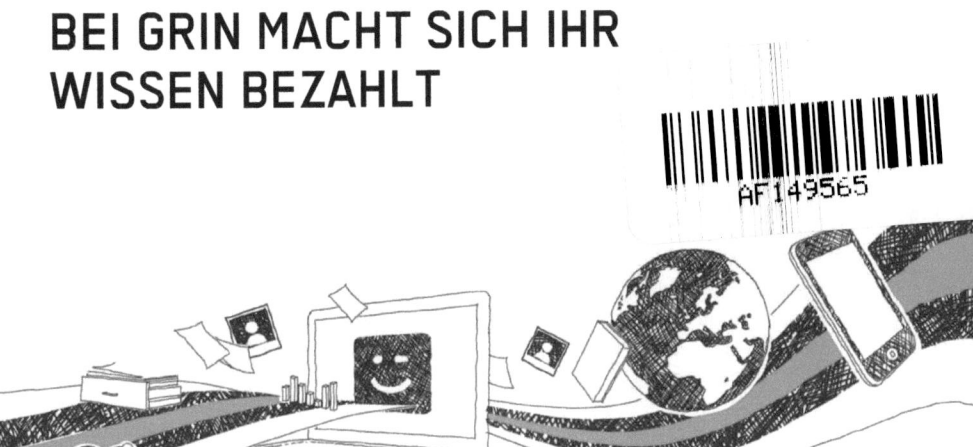

- Wir veröffentlichen Ihre Hausarbeit,
  Bachelor- und Masterarbeit

- Ihr eigenes eBook und Buch -
  weltweit in allen wichtigen Shops

- Verdienen Sie an jedem Verkauf

Jetzt bei www.GRIN.com hochladen
und kostenlos publizieren

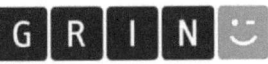

Janis Billepp

Privatisierungstendenzen im deutschen Gesundheitswesen. Konsequenzen, Kritik und Prognose

GRIN Verlag

Bibliografische Information der Deutschen Nationalbibliothek:

Die Deutsche Bibliothek verzeichnet diese Publikation in der Deutschen National-
bibliografie; detaillierte bibliografische Daten sind im Internet über http://dnb.d-
nb.de/ abrufbar.

Impressum:

Copyright © 2014 GRIN Verlag GmbH
Druck und Bindung: Books on Demand GmbH, Norderstedt Germany
ISBN: 978-3-656-85661-0

Dieses Buch bei GRIN:

http://www.grin.com/de/e-book/285294/privatisierungstendenzen-im-deutschen-
gesundheitswesen-konsequenzen-kritik

GRIN - Your knowledge has value

Der GRIN Verlag publiziert seit 1998 wissenschaftliche Arbeiten von Studenten, Hochschullehrern und anderen Akademikern als eBook und gedrucktes Buch. Die Verlagswebsite www.grin.com ist die ideale Plattform zur Veröffentlichung von Hausarbeiten, Abschlussarbeiten, wissenschaftlichen Aufsätzen, Dissertationen und Fachbüchern.

Besuchen Sie uns im Internet:

http://www.grin.com/

http://www.facebook.com/grincom

http://www.twitter.com/grin_com

Privatisierungstendenzen im deutschen Gesundheitswesen: Konsequenzen, Kritik und Prognose

Hausarbeit

Institut für Sportwissenschaften
Public Health
Wintersemester 2013/14

vorgelegt von:
Janis Billepp

am 30.11.2014

Inhaltsverzeichnis

1. Einleitung

Mit dieser Arbeit sollen die Grundlagen der Privatisierung und deren Motive erläutert, die aktuellen Privatisierungsentwicklungen in unserem Gesundheitswesen beleuchtet und auf mögliche Auswirkungen aufmerksam gemacht werden. Zudem werde ich abschließend eine Prognose bezüglich zukünftiger Entwicklungen dieser Art wagen und ein persönliches Fazit ableiten.

Die grundlegende Thematik der Privatisierung gewinnt zurzeit, nicht zuletzt wegen der großen Brisanz für unser alltägliches Leben, an medialer Aufmerksamkeit. Der Bezug zu unserem Gesundheitswesen leitet sich für mich aus dessen herausragender Relevanz als Teil der Daseinsvorsorge ab. Gesundheit ist ein hohes Gut. Der Wesenszug ihrer Gewährleistung hat entscheidende Bedeutung für die Weiterentwicklung und den Charakter einer Gesellschaft. Privatisierung ist dabei eine der wesentlichen Stellschrauben.

Für mich ergaben sich im Verlauf der Auseinandersetzung mit der Thematik folgende Leitfragen, anhand derer meine Arbeit strukturiert ist: In welchem Maße hat Privatisierung Einzug in das deutsche Gesundheitswesen gefunden? Welches sind die zugrunde liegenden Motive und gibt es weitere Lösungsansätze für eventuelle Problemstellungen? Wie wirkt sich eine Umwandlung öffentlicher Gesundheitsstrukturen in Privateigentum aus? Und zu guter Letzt, ob und weshalb erkennbare Tendenzen zu befürworten oder abzulehnen sind.

Zu Beginn der Arbeit werden dafür einige grundlegende Begrifflichkeiten geklärt. Es folgt ein kurzer Überblick über die Privatisierungsentwicklung im deutschen Gesundheitssystem. Im Anschluss werde ich eventuellen Risiken und Gefahren, aber auch Chancen aufzeigen, die mit Privatisierung einhergehen können. Hierbei nehme ich eine Differenzierung nach den Effekten für die Akteure bzw. die Patienten vor. Eine mögliche Zukunftsgenese, sowie erkennbare Tendenzen lege ich in der Prognose offen. Es folgt die Kritik, bevor die Ausarbeitung mit einer persönlichen Stellungnahme zum Abschluss kommt. Dabei möchte ich auch auf substitutive Alternativen eingehen.

Wissenschaftliche Studien sind auf diesem Gebiet selten, weshalb u.a. auf Erfahrungen aus anderen Länder Bezug genommen wird. Einige Mutmaßungen, was Privatisierungsfolgen betrifft, sind daher kritisch zu betrachten. Auch manche statistischen Daten standen mir nicht in ihrer aktuellsten Version zur Verfügung[1]. Der besseren Lesbarkeit halber, wird auf eine Unterscheidung der Geschlechter verzichtet.

2. Begriffliche Definitionen

Um Missverständnissen vorzubeugen und die Verständlichkeit dieser Arbeit zu maximieren sollen zu Beginn einige Begrifflichkeiten definiert werden.

Privatisierung

Nach Breidbach (1960) ist Privatisierung die „Überführung öffentlicher Unternehmen in Privateigentum" (S.11).
Im Zusammenhang mit Krankenhäusern unterliegt der Begriff der Privatisierung einer

---

1   Daher bezieht sich ein Großteil meiner Arbeit auf Zahlen aus den Jahren 2006 bis 2010

Doppeldeutigkeit. Hierauf weist Prütz (2010) hin. Zum Einen könne mit Privatisierung der Wechsel des Trägers, von einem öffentlichen bzw. freigemeinnützigen hin zu einem privaten, zum Anderen die Änderung der zugrunde gelegten Rechtsform, gemeint sein (S.15). Die vorliegende Arbeit beschäftigt sich mit dem Begriff nach ersterem Verständnis.

Wirtschaftlichkeit und Ökonomisierung

Mit dem Ziel der Wirtschaftlichkeit wird eine möglichst effiziente Allokation der zur Verfügung stehenden Güter und Dienstleistungen angestrebt. Bei der Ökonomisierung orientieren sich sämtliche Entscheidungs- und Handlungsprozesse an betriebswirtschaftlichen Parametern, was gleichzeitig eine Abwertung anderer Entscheidungskriterien bedeutet (vgl. Zentrale Ethikkommission bei der Bundesärztekammer, 2013, S. 1752).

Ärztliches Berufsethos

Beim ärztlichen Berufsethos handelt es sich um nicht rechtsbindende, ethische Grundsätze für den Berufsstand des Arztes. Ein Nicht-Befolgen dieser Prinzipien hätte daher keinerlei juristische Folgen, führt in der Mehrzahl der Fälle wohl aber zu erheblichen Gewissenskonflikten seitens des Arztes (vgl. Humanistischer Verband Deutschlands, 2011).
In seiner Funktion dient es dem Mediziner zur Ausbildung eines Selbstverständnisses und soll in Form von Normen und Handlungsroutinen mögliche Überforderungen verhindern. Auch eine Stärkung der Vertrauensbasis des Arzt-Patienten-Verhältnisses beabsichtigt das moralisch bindende Berufsethos. Oberstes Gebot dieser Richtlinien sind Erhaltung und Förderung der Gesundheit des Patienten (vgl. Zentrale Ethikkommission, 2013, S.1520).

Gesundheitswesen als Teil der Daseinsvorsorge

Die Daseinsvorsorge beinhaltet solche Güter und Dienstleistungen, welche Gosepath als Grundgüter bezeichnet und wie folgt zusammenfasst:

„Zu diesen basalen Bedürfnissen gehören: Erstens die elementaren Voraussetzungen für die Lebens- und Handlungsfähigkeit jedes Menschen, wie die Befriedigung der Grundbedürfnisse nach Nahrung, Kleidung, Behausung und Schutz der körperlichen, geistigen und seelischen Unversehrtheit. [...] in dem Sinne, dass kein weiteres Recht wahrgenommen werden kann, wenn diese Grundrechte nicht erfüllt sind" (Lenk, 2010, S.105f).

Da die Möglichkeiten der gesellschaftlichen Partizipation, wie auch die Fähigkeit zur Selbstversorgung stark mit der individuellen bzw. gruppenspezifischen Gesundheit korrelieren, erfüllt diese den Tatbestand eines Grundgutes (vgl. Lenk, 2010, S.106ff). Auch Forsthoff zählt die Versorgung im Krankheitsfall zu jenen Leistungen, welche der Staat seinen Bürgern, als schützendes Organ und im Zuge der Förderung sozialer Integration, Schaffung gleichwertiger Lebensverhältnisse und Bekämpfung sozialer Ungleichheit, garantieren muss. Dennoch ist darauf hinzuweisen, dass eine klare und universal gültige Abgrenzung und Zuordnung der Daseinsvorsorge nicht möglich ist (vgl. Neu, 2009, S.10f).

3. Privatisierungstendenzen

Historische Entwicklung

Zwischen 1991 und 2007 ist die Gesamtzahl der deutschen Kliniken um 13%, von insgesamt 2411 auf 2087, zurückgegangen. Im selben Zeitraum hat sich der Anteil der Krankenhäuser in privater Trägerschaft von 15% auf 30% erhöht. Die stetig wachsenden Umsatz- und Gewinnraten der führenden Anbieter belegen anschaulich das momentane Stattfinden eines von Experten prognostizierten Privatisierungsbooms (vgl. Immobilien Zeitung, 2010, S.4), welcher 2009 aufgrund der Wirtschaftskrise zwischenzeitlich abebbte (vgl. Sibbel, 2010, S.43).
Die Entstehung des Kaufpreises hat sich fundamental gewandelt (vgl. Sibbel, 2010, S.43/56). Während ein privater Investor den Kaufpreis einer Klinik in den 1980er Jahren noch nach Belieben diktieren konnte, haben öffentliche Träger heute die Möglichkeit, ihre Einrichtung in einer „Quasi-Versteigerung" an den bestbietenden Investor zu verkaufen und ihre finanzielle Abfindung somit zu maximieren (vgl. Imdahl, 2010, S.59f). Das Gesundheitswesen hat sich nach Sibbel (2010) zu einem der weltweiten Wachstumsmärkte entwickelt (S.44) und sei damit ins Interesse privater Investoren gerückt.

Privatisierung von Kliniken

Die vier großen privaten Krankenhausträger *Fresenius Helios, Asklepios, Sana* und *Rhön* teilen sich - Stand Anfang 2014 - ca. 280 Kliniken, 76.000 Klinikbetten und 157.700 Mitarbeiter und erwirtschaften zusammen einen jährlichen Umsatz von rund 11 Mrd. €. Dabei finden permanent Verschiebungen zwischen den Anteilen dieser Privatunternehmen statt (vgl. Stüwe, 2014, S.1478). Etwa 20% der Gesamtzahl deutscher Kliniken befinden sich bereits 2010 in privater Obhut. Diese sind im Schnitt kleiner als öffentlich geführte Häuser (vgl. Sibbel, 2010, S.52).
Rudolphi spricht indes schon 2007 von einer „beispiellosen Privatisierungswelle", welche die Krankenhauslandschaft erfasst habe (S.1956). Spätestens seit dem Wechsel des Eigentümers des Uni-Klinikums Gießen-Marburg (UKGM) Anfang 2006 sind auch Hochschulmedizin und Maximalversorgungs-Kliniken nicht mehr gegen private Übernahmen gefeit (vgl. Flintrop, 2013, S.153; Rudolphi, 2007, S.1956). Eine solch starke Tendenz zur Privatisierung lasse sich in keinem anderen europäischen Land beobachten und sei, wie Bauer (2006) belegt, nur Teil des Ergebnisses einer seit den 90er Jahren manifestierten neoliberalen Privatisierungspolitik (S.17).
So ist es wenig verwunderlich, dass sich die private Gesundheitsversorgung nicht mehr auf Privatpatienten und Selbstzahler beschränkt, sondern inzwischen ein Großteil der Bevölkerung durch private Dienstleister versorgt wird. Das deutsche Gesundheitswesen stellt, mit ca. 4 Mio. Beschäftigten und einem Gesamtvolumen von rund 260 Mrd. €, schon heute einen der größten Wirtschaftssektoren der Bundesrepublik dar (vgl. Sibbel, 2010, S.52f). Vermehrt sind hinter medizinischen Maßnahmen ökonomische Motive zu erkennen (vgl. Zentrale Ethikkommission, 2013, S.1752).

Privatisierung der Krankenkasse

Die Grundlage für eine Koexistenz der gesetzlichen und der privaten Krankenversicherung wurde bereits mit der Einführung der GKV 1883 gelegt. Diese war anfänglich

Beschäftigten in Handwerks-, Gewerbe- und Industriebetrieben vorbehalten, so dass sich große Teile der Bevölkerung privat versicherten. Das Verhältnis zwischen beiden Versicherungssystemen wird durch staatliche Regelungen, wie z.b. der Erweiterung des versicherungspflichtigen Personenkreises in den 1970er Jahren, fortlaufend neu definiert. Eine feste Verankerung im Versicherungssystem erfuhr die PKV 1970 mit der Festsetzung der Versicherungspflichtgrenze in der GKV auf 75% der Beitragsbemessungsgrenze der Gesetzlichen Rentenversicherung (vgl. Böckmann, 2009, S.67ff). Wesentliche Unterschiede zwischen GKV und PKV sind:

> „die Rechtsform (Körperschaft öffentlichen Rechts vs. Aktiengesellschaft / Versicherungsverein auf Gegenseitigkeit), die Art der Finanzierung (Umlageverfahren vs. Anwartschaftsdeckungsverfahren), die Prinzipien der Beitragsberechnung (einkommensabhängiges Solidarprinzip vs. risikoabhängiges Äquivalenzprinzip), die [...] Formen der Leistungsgewährung (Sachleistungsprinzip vs. Kostenerstattungsprinzip) und die Leistungsvergütung (budgetierte vs. ungedeckte Einzelleistungsvergütung)" (Böckmann, 2009, S.68).

Böckmann (2009) führt weiter aus, dass der substitutive Charakter der PKV in Deutschland eine Besonderheit darstelle. Sofern eine Person nicht unter die gesetzliche Versicherungspflicht falle, habe sie die Möglichkeit sich vollständig privat zu versichern (S.67).
Diesen Service nehmen 2012 knapp 9 Mio. Deutsche in Anspruch. Das entspricht einem Zuwachs von rund 2 Mio. Menschen innerhalb von 15 Jahren. Während sich die Einnahmen aus den Versicherungsbeiträgen seit 1975 konstant erhöhen, hat sich die Zahl der privaten Versicherungsunternehmen auf 48 reduziert. Mehr als die Hälfte dieser Konzerne sind Aktiengesellschaften (vgl. Verband der Privaten Krankenversicherung e.V., 1998, S.7/24; Verband der PKV, 2013, S.9f/25).

4. Konsequenzen und Auswirkungen

Ein Kernelement der Debatte um Privatisierung des Gesundheitswesens ist die Frage nach den konkreten Konsequenzen für die betroffenen Menschen. Hier weist die empirische Forschung allerdings noch einige Lücken auf (vgl. Bauer, 2006, S.17). Dennoch lassen sich, nicht zuletzt anhand ausländischer „Pilotprojekte", zahlreiche Folgen einer Übergabe der gesundheitlichen Versorgung in private Hand erkennen und benennen.
Nach Pelizzari (2004) ändert sich im Zuge einer Liberalisierung der Charakter der Aufgabenerfüllung der betroffenen Bereiche. Dies sei dem neoliberalen Anreizrahmen geschuldet, welcher nicht das Wohl aller Menschen, sondern den Profit als oberste Maxime habe (S.20).

Auswirkungen auf die im Gesundheitswesen beschäftigten Menschen

Schon durch die Erwartungshaltung an eine Privatisierung ergeben sich zwangsläufig eine Reihe von Veränderungen. Es geht v.a. um Kosteneffizienz (vgl. Bähr & Manns, 2008, S.12), welche sich primär durch Kosteneinsparung und Einnahmesteigerung erreichen lässt. Konsequenter Weise gehören beide zum anfänglichen Leitbild eines privaten Trägers (vgl. Alexander & Kessler, 2006, S.192).
Die Arbeitnehmer des Gesundheitssektors sind vorrangig von den Maßnahmen zur Kostensenkung betroffen. Diese beinhalten häufig Stellenabbau, Reduzierung der

Vergütungen, Erhöhung der Wochenarbeitszeit, Streichung der Schicht- und Überstundenzulagen, grundsätzliche Befristung von Arbeitsverträgen und Verkürzung der Kündigungsfristen, weshalb infolge bisheriger Privatisierungen Proteste der Beschäftigten nicht lange auf sich warten ließen (vgl. Bauer, 2006, S.17). Es ist jedoch hinzuzufügen, dass die Auflösung von arbeitsrechtlichen Tarifbindungen kein Alleinstellungsmerkmal privater Anbieter ist. Konsequenzen solcher Rationalisierungen seien beispielsweise eine Häufung von Arbeitsunfällen, wie Bauer (2006) weiter erläutert. Neben der physischen steigt auch die psychische Belastung vieler Ärzte und Pfleger, z.B. aufgrund der Unsicherheit des Arbeitsplatzes (S.17).

Tab. 1. *Trägerabhängige Leistungsindikatoren (2007) (nach Sibbel, 2010, S.53)*

Kriterien	Krankenhausträger		
	freigemeinnützig	öffentlich	privat
Verweildauer (Tage)	7,6	7,6	7,8
Auslastung %	74,3	77,9	74,2
Betten pro Arzt	1 329	999	1 283
Betten pro Pflegekraft	503	454	518
Pflegetage pro Bett	271,3	284,2	270,7
Fälle pro Arzt	162	121	147
Fälle pro Pflegekraft	62	55	59

Obiger Tabelle ist zu entnehmen, dass auf jeden Arzt bzw. Pfleger einer privaten (oder freigemeinnützigen) Klinik mehr Betten bzw. Fälle kommen, als dies in einem öffentlichen Krankenhaus der Fall ist. Auch die hohe Personalfluktuation, die angesichts einer Übernahme durch Privatkonzerne stattfinden kann, wie beispielsweise vor der Privatisierung des Uni-Klinikums Gießen-Marburg geschehen (vgl. u.a. Winfried Schneider), kann die Mehrbelastung des medizinische Fachpersonals verstärken.
Wenn Übernahmen eines privaten Investors eine fortschreitende Ökonomisierung zur Folge haben, geraten Ärzte immer häufiger in moralische Zwickmühlen. Der Entscheidungs- und Handlungsspielraum orientiert sich dann weitgehend an ökonomischen Kriterien, so dass rein ethische oder medizinische Entscheidungen zurückgedrängt werden. Zudem wird sich das Arzt-Patienten-Verhältnis von emotionalen Beziehungen auf Augenhöhe hin zu empathielosen Fallzahlen-Analysen bewegen (vgl. Zentrale Ethikkommission, 2013, S.1752). Um Prozesse zu optimieren wird seitens der privaten Träger zunehmend am Selbstbild des Mediziners geschraubt (vgl. Rudolphi, 2007, S.1728). Dadurch kann der Arzt leicht an Integrität verlieren und Vertrauen gegenüber seinen Patienten einbüßen. Dass Patienten ihrem Arzt ein gewisses Maß an Vertrauen entgegenbringen, sei eine wesentliche Grundvoraussetzung für eine erfolgreiche Therapie. Hierauf macht die Zentrale Ethikkommission bei der Bundesärztekammer in einer Stellungnahme von 2013 aufmerksam. Sie weist weiter darauf hin, dass ein Mediziner auch in eine rechtliche Misslage geraten könne, wenn er als Ergebnis der Privatisierung nur einige der oben genannten Auswirkungen für sein Arzt-Dasein vermutet. Denn in diesem Fall wäre ihm, laut Berufsordnung für die in Deutschland tätigen Ärzte (MBO-Ä), untersagt einen Arbeitsvertrag einzugehen.
Des Weiteren hat ein privater Arbeitgeber im Gesundheitswesen häufig nur einen Seitenblick für Forschung und Lehre übrig, was z.B. zu Kürzungen von Fördermitteln führen kann und damit ein langfristig denkendes Arbeiten der Hochschullehre erschwert

(vgl. Flintrop, 2013, S.153).
Allerdings können sich auch einige Vorteile ergeben. Häufig nehmen private Träger eine Spezialisierung ihrer Einrichtungen vor und verfolgen eine sehr gezielte Personalpolitik, zu der i.d.R. auch anspruchsvolle und praxisnahe Aus-, Fort- und Weiterbildungen gehören (Sibbel, 2010, S.46f/55). Daneben sind z.b. eine Effizienzsteigerung der Organisationsprozesse, Bürokratieabbau, Investitionen in ausgewählte Teilbereiche, sowie ein optimierter IT-Einsatz zu erwarten, wie Helios-Geschäftsführer Francesco De Meo betont (vgl. Stüwe, 2014, S.1478). Erfolg und Umsetzbarkeit dieser Maßnahmen hängen jedoch stark von der „Regulationswut" des Staates ab (vgl. Bähr & Manns, 2008, S.12; Rudolphi, 2007, S.1728).

Konsequenzen für die Patienten

Infolge von Privatisierung kommt es meist zu deutlichen Preissteigerungen der privatisierten Dienste und Leistungen, begleitet von einer gleichzeitigen Reduzierung derselbigen (vgl. Alexander & Kessler, 2006, S.192; Bauer, 2006, S.17). Längst werden die Kosten für Versorgungsleistungen nicht mehr in vollem Umfang von den Krankenkassen übernommen, so dass private Zuzahlungen außerhalb der Pauschalleistungen zur Regel geworden sind. Dadurch werden Nutzungsbarrieren aufgebaut, da viele Menschen über die für eine adäquate Gesundheitsversorgung notwendigen Mittel nicht verfügen. Weiterhin kritisiert Bauer (2006) die damit einhergehende selbstverstärkende Problematik gesundheitlicher Ungleichheit. Es ist empirisch belegt, dass Menschen die unter Ressourcenarmut leiden, häufiger von Krankheit betroffen sind, wohingegen Wohlhabende, z.B. aufgrund von Wissen, Möglichkeiten der Prävention ausschöpfen bzw. grundsätzlich einen gesünderen Lebensstil pflegen können. Die höheren Kosten seien also gerade von jenen Menschen zu bewältigen, die finanziell nur wenig Spielraum haben (S.17). V.a. ältere, arme und chronisch kranke Menschen sind die Leidtragenden einer mit Privatisierung einhergehenden Ökonomisierung. Die Renaissance des Bedeutungszuwachses finanzieller Mittel beim Zugang zur gesundheitlichen Versorgung hat somit eine weitere Öffnung der sozialen Schere zwischen arm und reich zur Folge (vgl. Bauer, 2006, S.17). Anschaulich belegen dies die Gesundheitsreform der 90er Jahre in Sambia, sowie die Teilprivatisierung des chilenischen Gesundheitswesens. Insgesamt bedeuteten die Entwicklungen eine drastische Verschlechterung der Gesundheitsversorgung der Bevölkerung dieser Länder, mit Ausnahme einzelner Verbesserungen für wenige Wohlhabende (vgl. Lubansa & Mofya, 2006, S.121; Rotthaus, 2006, S.115ff). In Ländern mit teilprivatisierten Krankenversicherungen, in Deutschland PKV, findet noch eine zusätzliche Umlage der Gesundheitskosten von gesunden auf kranke Menschen statt. Durch den finanziellen Anreizmechanismus privater Krankenkassen, wandert ein Großteil der Einnahmen, aber nur ein geringer Teil der Ausgaben von der GKV zur PKV (vgl. Alexander & Kessler, 2006, S.193). Pfaff (1996) spricht von „Rosinen-Pickerei" seitens der privaten Krankenkassen, welche durch stärkeren Wettbewerb weiter gefördert würden (S.216).
Aber auch die vermeintlichen Profiteure einer Privatisierung haben ihren Preis zu zahlen. Jedoch nur sekundär durch eine offensichtliche Preiserhöhung, vielmehr indem sie unnötige, oft invasive Eingriffe über sich ergehen lassen müssen. Die Unterversorgung auf der einen, wird durch eine rechtswidrige Überversorgung auf der anderen Seite „kompensiert" (vgl. Zentrale Ethikkommission, 2013, S.1752).
Pelizzari (2004) macht darauf aufmerksam, dass mit einer Privatisierung der Bürger vom Träger zum Käufer wird. Das über Jahrhunderte mühsam erkämpfte Mitbestimmungsrecht

8

über öffentliche Dienste, werde mit dem Entzug „jeglicher öffentlichen und parlamentarischen Kontrolle", wieder her geschenkt und somit auch jedweder demokratischen Legitimation entzogen (S.21f).

Letztlich steigen die Preise für medizinische Versorgungsleistungen bis zur Unzumutbarkeit, sozial erwünschte aber unrentable Leistungen fallen weg und gemeinwohlorientierte und ökologische Verpflichtungen, sowie Bevölkerungsteile ohne genügend Kaufkraft werden ignoriert (vgl. Pelizzari, 2004, S.20).

5. Prognose

Ich möchte nun der Frage nachgehen, wie sich die Dynamik der Privatisierung im deutschen Gesundheitswesen in Zukunft entwickeln wird. Dies ist von verschiedenen Faktoren abhängig.

Die Konjunktur und die damit verbundene Liquidität der öffentlichen Haushaltskassen stellt einen wesentlichen Indikator dar. Die Privatisierungsbereitschaft der Länder und Kommunen wächst in Anbetracht fehlender finanzieller Mittel deutlich. Dies bewirkt in erster Linie der ständig wachsende Investitionsstau, wodurch zahlreiche Modernisierungs- und Restaurationsmaßnahmen lange überfällig werden (vgl. Bähr & Manns, 2008, S.12).

Die Prognose für die Liquidität öffentlicher Kassen fällt, angesichts systembedingt wachsender Schuldenberge (vgl. u.a. Dirk Müller & Andreas Popp), nüchtern aus. Auch demografischer Wandel und medizinisch-technischer Fortschritt können zu einer Mehrbelastung der öffentlichen Gesundheitskassen führen (vgl. Sibbel, 2010, S44).

Weiterhin erläutern Bähr und Manns (2008), dass zudem steigende Leistungsansprüche und dadurch entstehende Kostenzuwächse den Privatisierungsdruck erhöhen würden. Für die Kostenentwicklung seien u.a. die Energiekostenentwicklung (z.B. durch EEG-Umlagen) oder Änderungen der Tarifverträge der Mitarbeiter des Gesundheitswesens verantwortlich (S.12). Vor Allem aber gibt die vorhergesagte gesundheitliche Entwicklung der Bevölkerung Anlass zur Sorge. Sibbel (2010) berichtet von einem, schon heute allgegenwärtigen, Ansteigen chronischer Erkrankungen und Multimorbidität (S.44). Zuerst wird die öffentliche Hand kleinere und besonders unrentable Kliniken in private Obhut übergeben, so die beiden Investment-Banker Bähr und Manns. Nach Rudolphi (2007) wird der Fokus der Investoren weiterhin auch auf Maximalversorgungs- und Uni-Kliniken liegen (S.1956). Diese Vermutung unterstreicht die Auffassung privater Klinik-Betreiber bezüglich des „Pilot-Projekts Gießen-Marburg", welches von ihnen als gelungen abgestempelt wurde. Das Gesundheitswesen bietet, z.B. durch das Wegfallen gewinnvernichtender Ausfallrisiken, Investitionsmöglichkeiten mit relativ geringem Wagnis. Auch wenn die Profitabilität durch Unternehmen anderer Branchen noch übertroffen wird, so offenbaren sich für private Investoren im Bereich privater Gesundheitskonzerne doch einigermaßen sichere Anlagemöglichkeiten (vgl. Bähr & Manns, 2008, S.12).

Nicht zuletzt werden politische Entscheidungen in vielerlei Hinsicht wegweisend sein. Zum Einen durch die Schaffung eines gesetzlichen Rahmens, zum Anderen durch Festlegung der Organisations- und Regulationsstrukturen. Vor Allem am Ausmaß der regulatorischen Eingriffe wird sich die Akquisitionslust der Investoren orientieren, da ihr Erfolg u.a. durch ihren Handlungsspielraum bestimmt wird (vgl. Rudolphi, 2007, S.1728). Unterstützt wird eine fortschreitende Privatisierung wohl auch in Zukunft von globalen Institutionen wie der Weltbank, dem IWF und der OECD, die sich „aktiv bis aggressiv" für dessen Realisierung einsetzen (vgl. Alexander & Kessler, 2006, S.191). Vieles wird auch vom Erfolg der

Verhandlungen über die Freihandelsabkommen mit Kanada (CETA) und den USA (TTIP) abhängen. Im Falle einer Realisierung könnten so z.B. bislang wirkungsvolle Markteintrittsbarrieren unwirksam werden und einen Investitionsboom ausländischer Geldgeber zur Folge haben.

Laut Sibbel (2010) stufen Experten einen Anstieg des Wirtschaftsvolumen auf rund 450 Mrd. €, sowie des Anteils privater Krankenhäuser auf bis zu 40% bis 2020, als für wahrscheinlich ein (S.44/56). Marina Martini, Chief Development Officer der Ameos-Gruppe, bezeichnet Deutschland als den „bezüglich Privatisierung interessantesten Wachstumsmarkt" (vgl. Immobilien Zeitung, 2010). Dass dies so bleibt ist eine der Voraussetzungen für ein Andauern der Privatisierungswelle. Denn nur wo mit einer Sache Geld zu verdienen ist, treten die „Geister der Privatisierung" auf den Plan (vgl. Hausschild, 2004, S.20). Daher wäre es wenig überraschend, wenn auch weiterhin eine gezielte Akquise stattfindet, um potentiell gewinnbringende Häuser und Patienten zu selektieren (vgl. Sibbel, 2010, S.44). Je höher also die wirtschaftliche Effizienz und je geringer die damit verbundene finanzielle Last einer Klinik ist, desto weniger wird sich ihr Träger von einem Aufkauf durch einen Privatinvestor überzeugen lassen (vgl. Lingenfelder & Steymann, 2011, S.370).

Eine wachsende „agitatorische Fundamentalkritik" an der Privatisierung, wie sie beispielsweise Rhön-Vorstand Siebert sieht, könnte den Privatisierungsplänen allerdings ein wenig den Wind aus den Segeln nehmen (vgl. Bähr & Manns, 2008, S.12).

Da das aktuelle Gesundheitssystem laut Bähr und Manns (2008) intransparent, ineffizient und stark reguliert ist, bietet es dem Investmentsektor aussichtsreiche Möglichkeiten für zukünftige Investitionen in dieses System. Zahlreiche oben genannten Indikatoren sprechen für eine Intensivierung der Privatisierungsstrategie. Diese Ansicht teilen zahlreiche Experten.

Wohl wird in zukünftigen Diskussionen um unser Gesundheitswesen auch das, von Rhön-Gründer Eugen Münch geprägte, Wort *Netzwerkmedizin* häufiger fallen. Netzwerkmedizin beschreibt einen deutschlandweiten, trägeroffenen Verbund privater Krankenhausbetreiber und privater Krankenversicherungen (vgl. Ärzte Zeitung, 2014). Durch einen solchen Zusammenschluss privater Gesundheitsdienstleister nach dem Konzept der Assekuranten Krankenvollversorgung (AKV), sollen alle Bereiche und Spezialisierungen der Gesundheitsversorgung flächendeckend und ökonomisch effizient gewährleistet werden. Das gesundheitliche Versorgungsnetz könne so auch zur „Einebnung der Zwei-Klassen-Medizin" beitragen, wie Eugen Münch erläutert (vgl. Münch, 2014, S.44).

6. Kritik und Fazit

Ist Privatisierung im Gesundheitswesen mit Grundgesetz und Ärztlichem Berufsethos vereinbar?

Seit der Einführung der allgemeinen gesetzlichen Krankenversicherung 1883 unter Bismarck ist der Zugang zu gesundheitlicher Versorgung weit weniger von den zur Verfügung stehenden ökonomischen Mitteln abhängig (vgl. Zentrale Ethikkommission, 2013, S.1544). Diese Abhängigkeit scheint sich jedoch im Zuge der Privatisierung wieder zu verstärken. Wie bereits erwähnt werden dem Gesundheitswesen mit einer Öffnung zum freien Markt auch dessen neoklassische Spielregeln übergestülpt (vgl. Alexander & Kessler, 2006, S.197). Dienstleistungen von allgemeinem Interesse verwandeln sich in „kapitalistisch produzierte Waren" (vgl. Hausschild, 2004, S.24). Dies ist dahingehend

problematisch, da die eigenen Gesetze dieses Marktes in vielerlei Hinsicht widersprüchlich zu denen unseres Grundgesetzes und zum ärztlichen Berufsethos sind. So ist z.B. im GG Art.14 Abs.2 und in der bayrischen Verfassung Art.151 als entscheidender, sinnstiftender Nutzen allen wirtschaftlichen Handelns die Förderung des Gemeinwohls verankert. Dem Neoliberalismus hingegen liegt das vornehmliche Ziel der Profitmaximierung zugrunde (vgl. Felber, 2012, S.21). Der Public-Health Wissenschaftler Hagen Kühn spricht in diesem Zusammenhang von einer „Verkehrung der Zweck-Mittel-Relation" (vgl. Bauer, 2006, S.17). Das ärztliche Berufsethos und die Spielregeln der freien Marktwirtschaft stehen sich diametral gegenüber. Ein Handeln nach dem ärztlichen Berufsethos muss immer über der Erreichung wirtschaftlicher Ziele stehen (vgl. Zentrale Ethikkommission, 2013, S.1544). Des Weiteren erwähnt Bauer (2006) den hohen Stellenwert von Gleichheit sowohl im GG (Art.3), als auch in der Gesundheits-Ethik. Jedoch zeigt sich in der Realpolitik privater Betreiber eine mangelnde Investitionsbereitschaft in die gesundheitliche Versorgung ärmerer Bevölkerungsteile, sowie die Bedeutungslosigkeit des Gleichheitsgrundsatzes in der freien Marktwirtschaft, was zu einer weiteren Reproduktion gesundheitlicher Ungleichheit führt. Die Verlockung für private Anbieter wohlhabende „Kunden" bevorzugt zu behandeln, ist ohne Frage gegeben (vgl. Alexander & Kessler, 2006, S.193/196f).
Nach Bauer (2006) beobachten wir zurzeit eine Entwicklung, mit der ein Auseinanderbrechen der solidarischen Sicherungsprinzipien einhergeht. Der Medizinsoziologie Thomas Gerlinger spricht aus diesem Grund von einem „Entsolidarisierungseffekt" infolge von Privatisierung und Liberalisierung (S.17). Dieser Sachverhalt ist gerade unter dem Gesichtspunkt, dass Krankheit zumeist nicht selbst verschuldet ist zutiefst ungerecht. Begründet wird dieser Prozess häufig mit der Überzeugung, dass eine Zunahme der eigenverantwortlichen Bewältigung gesundheitlicher Angelegenheiten einen positiven Effekt auf das individuelle Gesundheitsbewusstsein habe. Jedoch ist die Absicht dahinter weniger emanzipatorischer, als vielmehr gewinnorientierter Natur und ein Versuch der Eingliederung des Gesundheitswesens in den Neoliberalismus (vgl. Bauer, 2006, S.17). Weniger der interne Wettbewerb in der GKV, als vielmehr Auslagerungen von Leistungen durch Installation einer privaten Alternative, bringen das System der Solidargemeinschaft zudem ins Wanken. Durch den Anreiz zur Risikoselektion geht momentan eine Abwanderung der jüngeren und gesünderen Bevölkerungsteile von der GKV hin zur PKV vonstatten. Zur Minderung dieser Misere müsste ein verbindlicher und einheitlicher Leistungskatalog mit Mindestvoraussetzungen veröffentlicht werden, da ansonsten gerade jenen Leistungen, welche v.a. von Risikogruppen in Anspruch genommen werden, teurer werden (vgl. Rebscher, 1997, S.143f).
Ein weiterer Kritikpunkt konzentriert sich auf die Bürgerrechte, welche durch die „Veräußerung des Bürgervermögens" erheblich geschwächt werden. Betroffen sind das politische Selbstverwaltungsrecht und das Recht auf selbstständige Wirtschaftstätigkeit von Kommunen und Gemeinden, welche auch als Konsequenz auf die Erfahrungen mit dem Faschismus im Dritten Reich im Grundgesetz (Art.28, Abs.2) verankert wurden. Da diese Mitwirkungsrechte bei der politischen Willensbildung heute zumeist als Exklusivrechte verstanden werden, ist ein folgenreicher Rückzug des Einzelnen aus den Entscheidungsprozessen um kommunale und regionale Angelegenheiten zu verzeichnen. Dem Bürger verbleibt bei fortschreitender „Enteignung seiner ureigensten Angelegenheiten" nur noch die Rolle des uninformierten, häufig ohnmächtigen Zuschauers, Konsumenten und Steuerzahlers (vgl. Hausschild, 2004, S.7f). „Mehr denn je zuvor nimmt der kapitalistische Akkumulationsprozess die Form einer globalen Enteignungsökonomie an", so Pelizzari (2004, S.20). Zweifel an der politischen Repräsentation öffentlicher Interessen können auch bei Betrachtung der

Verantwortlichkeiten für Prüfung und Beseitigung erkannter Problematiken aufkommen. Sämtliche Zuständigkeiten liegen derzeit auf europäischer Ebene (vgl. Rudolphi, 2007, S.1728), also bei nicht-gewählten Entscheidungsträgern.

„Heuschreckenprinzip" privater Investoren auch im Gesundheitswesen?

An dieser Stelle möchte ich eine typische Vorgehensweise privater Investoren erläutern, welche das Erwirtschaften eines möglichst hohen Gewinns zum alleinigen Ziel hat. Der wirtschaftliche Erfolg eines Privatinvestors hängt in hohem Maße von der Höhe der Investitionen seiner Aktionäre in sein „Geschäft" ab. Die beinahe ausschließliche Orientierung dieser am Gewinn des Unternehmens, macht sich der Investor zu Nutze, indem er einen monetären Zuwachs suggeriert. Dies schafft er z.b. durch Ausgabeneinsparungen in Form von Investitionskürzungen. Das Fundament für tatsächlichen Erfolg wird auf lange Sicht ausgehöhlt und brüchig, ohne dass dies von den Aktionären bemerkt würde, da ihr einziger Erfolgsindikator die Geldvermehrung ist. Bis zum „Einsturz des Gebildes", hat der private Investor den „Scheinwert" seines „Unternehmens" so weit gesteigert, dass er dieses mit großem Gewinn verkaufen kann (vgl. u.a. Andreas Clauss).
Beim Nachvollziehen eines solchen Vorgehens wird die enorme Relevanz der zugrunde liegenden Intentionen des Trägers deutlich. Für einen privaten Betreiber bestehen keinerlei Anreize für ein Streben nach langfristigem Erfolg der von ihm erworbenen Strukturen. Dies wäre nicht der Fall, wäre er selbst ebenfalls auf das Funktionieren der gesetzlichen Gesundheitsversorgung angewiesen. Reichen die ökonomischen Ressourcen für die PKV und weitere Zuzahlungen aus, hat er jedoch faktisch die Möglichkeit sich „frei zukaufen". Verstärken wird sich die Problematik der Interessenlosigkeit, wenn ausländischen Investoren, z.B. durch ein Freihandelsabkommen, Investitionen in Deutschland vereinfacht werden (vgl. Bähr & Manns, 2008, S.12). Weshalb sollte sich ein Finanzier um die gesundheitliche Versorgung von Menschen auf der anderen Seite des Erdballs interessieren? Der Verdacht drängt sich auf, dass ein Investor das sinkende Schiff mit einem Haufen Geld verlassen wird, um zum nächsten weiter zu ziehen. Flintrop (2013) bezieht sich ebenfalls auf die Schwierigkeit, dass Geschäftsführer keinerlei Bindung zu ihren „Unternehmen" haben. Für die Meisten unter ihnen ist dieser Zustand struktureller Verantwortungslosigkeit und ein regelmäßiger Wechsel des Arbeitgebers ganz selbstverständlich, was noch dazu langfristige Planungen nahezu unmöglich macht (S.153).

Wofür wird investiert?

Pelizzari (2004) macht auf die absehbare Neuausrichtung von Investitionen aufmerksam. Demnach wird sich das finanzielle Potenzial auf kurzfristig und rasch gewinnbringende Bereiche konzentrieren, statt dieses für zukünftig relevante Felder, wie z.B. Infrastruktur, aufzuwenden (S.20f). Damit ein privater Finanzier sich für eine Investition auf einem „Markt" entscheidet, muss er davon ausgehen, dass er von dieser profitieren, also durch das Investment Geld verdienen kann (vgl. Bähr & Manns, 2008, S.12). Es muss dementsprechend angenommen werden, dass es das Ziel eines privaten Investors ist dem System zumindest langfristig mehr Geld zu entziehen, als er in dieses hineingesteckt hat. Im „Erfolgsfall" des Geldgebers und seiner Aktionäre muss für das Gesundheitswesen somit unterm Strich ein Verlust stehen.
Nicht zu verkennen ist auch die, durch eine Investition entstehende, automatische Verpflichtung gegenüber den Aktionären, den Gewinn zu steigern. Diese Abhängigkeit

schafft einen weiteren Interessenkonflikt, welcher ein Handeln nach ausschließlich ökonomischen Kriterien wahrscheinlicher macht (vgl. Flintrop, 2013, S.153). Nebenbei gehen dem Gesundheitssystem mit der Gewinnausschüttung an die Aktionäre dringend benötigte finanzielle Mittel verloren. Dabei ist die, in Händen transnationaler und privater Konzerne befindliche, Machtkonzentration schon heute gefährlich hoch (vgl. Pelizzari, 2004, S.21). Der Druck zur Profitmaximierung wird weiterhin mittels Wettbewerb der privaten Träger untereinander befeuert, denn nur wer sein Kapital steigert, kann sich im neoliberalen Spiel um Marktanteile behaupten (vgl. Stüwe, 2014, S.1478).

Privatisierung vs. Staatliche Reformen

Alexander und Kessler (2006) warnen, dass eine Übernahme staatlicher Dienste seitens privater Anbieter, den Staat nicht zwangsläufig entlaste, da sich die öffentlichen Aufgaben lediglich änderten. Jetzt gelte es, kraft Minimierung der Risiken von Privatisierung, die privaten Akteure in extensivem Maße zu überwachen, einen regulatorischen Rahmen zu definieren und das Handeln aller Beteiligten in die richtigen Bahnen zu lenken. Hier werde es selbstredend zu Gegenwind vonseiten der privaten Träger kommen, die das Gelingen ihrer Ziele hierdurch gefährdet sehen. Eine effektive und wirksame Überwachung durch den Staat sei darüber hinaus derzeit nicht vorstellbar (S.198f). Zumal die Ungewissheit legaler und illegaler Ausbrüche aus dem regulatorischen Rahmen verbleibt. Es existiert wenigstens ein weiterer Weg Privatisierung seiner negativen Dynamik zu berauben. Indem der wirtschaftliche Anreizrahmen vom Kopf zurück auf die Füße gestellt wird, entsteht die Chance, dass eine privatisierte Gesundheitsversorgung nicht länger Mittel ist private Gewinne zu erwirtschaften, sondern dass Geld wieder zum Mittel wird, dem eigentlichen Zweck der Patientenversorgung zu dienen (vgl. u.a. Bauer, 2006, S.17).

Verfechter der Privatisierung argumentieren mit einem erheblichen Risiko, welches der Staat in Form von andauernden finanziellen Verlusten, Qualitätsminderung und gesundheitlichen Nutzungsbarrieren trage. In Anbetracht der bisherigen Analyse stellt sich gleichwohl die Frage, ob Reformen der staatlichen Dienstleistungen nicht geringere Risiken bergen würden. Viele Privatisierungsbefürworter gehen indes davon aus, dass Reformen staatlicher Systeme überhaupt nicht möglich seien (vgl. Alexander & Kessler, 2006, S.197ff). Das typische Totschlagargument gegen Privatisierungskritiker sind die fehlenden Investitionsmöglichkeiten der öffentlichen Träger und die folglich drohenden Rationierungen in der Gesundheitsversorgung. Dies sind allerdings rein ökonomische Gründe, welche gewiss weder Eingriffe in das GG, noch eine Ungleichbehandlung rechtfertigen können. Auch wird diskutiert, ob die öffentliche Kostenübernahme für Erkrankungen, die in Folge eines „nicht gesundheitsgemäßen Lebensstils" auftauchen, verweigert und der Einzelne im Krankheitsfall somit aus der Solidargemeinschaft ausgeschlossen werden kann. Tendenzen hierzu zeigen sich im Verhalten privater Krankenkassen. Dies steht jedoch im Widerspruch zum Grundgedanken der Grundgüter, deren Besonderheit ja gerade ein bedingungsloses Anrecht auf dieselbigen ist, also keinerlei Auflagen untersteht (vgl. Lenk, 2010, S.109f).

Wirtschaftlichkeit vs. Ökonomisierung

Stellen wir die Frage nach einer wünschenswerten Entwicklung von Privatisierungen, so fragen wir in Wahrheit nach dem Verhältnis, in welchem Medizin und Ökonomie zukünftig stehen sollen (vgl. Rudolphi, 2007, S.1664). Nicht zuletzt aus diesem Grund ist eine Fallunterscheidung von Ökonomisierung und Wirtschaftlichkeit, welche demgemäß schon im Verlauf dieser Arbeit von einander abgegrenzt wurden, von entscheidender Wichtigkeit.

Während Ökonomisierung ethische, soziale und ökologische Abwägungen dominiert, stehen Wirtschaftlichkeit und ärztliches Berufsethos in keinerlei Widerspruch zueinander. Vielmehr wird ein möglichst effizienter Umgang mit den zur Verfügung stehenden Ressourcen, besonders im Hinblick auf die solidargemeinschaftliche Finanzierung, zur moralischen Pflicht. Unwirtschaftlichkeit im Gesundheitswesen würde nämlich nichts anderes bedeuten, als die Inkaufnahme vermeidbaren Patientenschadens (vgl. Zentrale Ethikkommission, 2013, S.1520). Häufig ist Privatisierung jedoch „Ausdruck einer Intensivierung von Ökonomisierungstendenzen" (vgl. Bauer, 2006, S.17). Auch ist in der Stellungnahme der Zentralen Ethikkommission von 2013 zu lesen, dass eine ethische Ausrichtung nicht zwangsläufig Unwirtschaftlichkeit bedeuten müsse. Sie sei sogar unverzichtbar für langfristigen Erfolg, da sie dem „Unternehmen" eine gute Reputation verschaffe und für intrinsische Motivation bei den Mitarbeitern bzw. für Vertrauen seitens der Patienten sorge. Ethische und wirtschaftliche Ziele in der Medizin seien also alles andere als unüberwindbare Gegensätze, respektive seien sie notwendige und einander bedingende Bestandteile eines erfolgreichen Gesundheitswesens (S.1544). Privatisierung bietet hier möglicherweise die Chance Wirtschaftlichkeits- bzw. Rationalisierungsreserven ausfindig zu machen (vgl. Rebscher, 1997, S.142).

Alternativen zu Privatisierung

Einen anderen Weg schlägt beispielsweise das Uni-Klinikum Schleswig-Holstein (UKSH) ein. Hier werden, mit der Unterstützung des Know-Hows privater Partner, Reformen und Zukunftskonzepte angegangen, was ein Reinvestieren des gesamten wirtschaftlichen Überschusses erlaubt (vgl. Ärzte Zeitung, 2011). Diese sogenannten „Public-Private-Partnerships" bergen jedoch die Gefahr einer Verwässerung der Grenzen zwischen öffentlicher und privater Hand, was zu unübersichtliche Situationen führen kann (vgl. Hausschild, 2004, S.20).
Reformen können auch bei Organisation und Management ansetzen. In deren teils unprofessionellen Arbeitsweise sieht Sibbel (2010) eine der größten Schwachstellen und zahlreiche Defizite, was Effizienz anbelangt. Auch wäre denkbar zunächst die „kleine Schwester der Privatisierung", die formelle Privatisierung, in Erwägung zu ziehen. Dies würde eine Änderung des Rechtsrahmens zugunsten von Reformen bedeuten, ohne dabei die Eigentümerstruktur zu verletzen (S.47f). Es besteht kaum Grund zur Annahme, öffentliche Träger seien nicht in der Lage sämtliche Maßnahmen zur Erhöhung der Wirtschaftlichkeit selbst in die Hand nehmen und erfolgreich umsetzen zu können. Um den Ressourceneinsatz für die jeweiligen Versorgungsresultate besser berücksichtigen zu können, stellt der Schritt in Richtung eines wertschöpfungsorientierten Wettbewerbs und somit eine Abkehr vom aktuellen DRG-System, eine vielversprechende Alternative dar (vgl. Sibbel, 2010, S.56/58).

Fazit

Nicht oft genug lässt sich die enorme Relevanz dieser Debatte betonen, welche sich aus der existenziellen Notwendigkeit der Gesundheitsversorgung für einen jeden Menschen ergibt. Wird eine Entscheidung pro Privatisierung getroffen, so ist im Mindesten dafür zu sorgen, dass der Anreizrahmen für die privaten Träger im Sinne der Interessen aller Partizipierenden ausfällt und ein staatliches Auffangnetz für die Eventualität einer Fehlentwicklung implementiert ist. Festzuhalten ist auch der erhebliche Unterschied zwischen dienstleistungsvertraglich geregelter Übertragung einzelner Aufgabenbereiche und der Abgabe der Gesamtverantwortung über einen öffentlichen Dienstleistungssektors in private Hand (vgl. Alexander & Kessler, 2006, S.191/199). Bei Letzterem nämlich würde die Steuerung dieser Dienstleistungen vollständig den Marktmechanismen anvertraut (vgl. Bauer, 2006, S.17) und diese haben sich bereits in zahlreichen anderen Lebensbereichen als unsozial, unökologisch und daher gänzlich ungeeignet erwiesen. Solange eine langfristige Existenzsicherung auf dem freien Markt nur über eine Vermehrung finanzieller Ressourcen möglich und damit von monetärem Wachstum abhängig ist (vgl. Sibbel, 2010, S.49), halte ich schon die Übergabe von Teilen der Daseinsvorsorge in private Hand für eine Tat politischer Naivität.

Interessant und zudem elementar für die Privatisierungsdebatte ist die Frage nach der Zugehörigkeit des Gesundheitswesens zur Daseinsvorsorge (vgl. Lenk, 2010, S.101). Da weitere Ausführungen diesbezüglich allerdings den Rahmen dieser Arbeit sprengen würden, belasse ich es hier bei der Annahme, die Gesundheit der Menschen sei, nach dem Argument des Gesellschaftsvertrags, ein Grundgut.

Literaturverzeichnis

Alexander, N. & Kessler, T. (2006). Privatisierung im gesellschaftlichen Kontext: Ist eine Privatisierung der Grundversorgung sinnvoll? Finger, M. & Young, O.R. (Hrsg.), *Grenzen der Privatisierung: Wann ist des Guten zu viel? Bericht an den Club of Rome* (S.191-200). Stuttgart: Hirzel.

Ärzte Zeitung vom 24.06.2011. *Uni-Klinik im Norden wehrt sich gegen Privatisierung* (115), S.16. Berlin: Springer-Medizin.

Ärzte Zeitung vom 03.03.2014. *Helios, Rhön und Asklepios gründen Klinikverbund.* Berlin: Springer-Medizin.

Bähr, C. & Manns, M. (2008). Investment in Krankenhausbetreiber: Chancen aus Strukturveränderungen. *Deutsches Ärzteblatt*, 105 (18), 12.

Bauer, U. (2006). Die sozialen Kosten der Ökonomisierung von Gesundheit. *Aus Politik und Zeitgeschichte: Beilage zur Wochenzeitung „Das Parlament"*, (8), 17.

Böckmann, R. (2009). Die Private Krankenversicherung: weder Solidarität noch Wettbewerb? Böckmann, R. (Hrsg.). *Gesundheitsversorgung zwischen Solidarität und Wettbewerb* (S.63-90). Wiesbaden: VS-Verlag.

Breidbach, H.-J. (1960). *Privatisierung!* Köln: Deutsche Industrieverlags-GmbH.

Felber, C. (2012). *Gemeinwohl-Ökonomie. Eine demokratische Alternative wächst* (neu bearbeitete Aufl.). Wien: Deuticke.

Flintrop, J. (2013). Privatisierte Hochschulmedizin: Kampf der Kulturen. *Deutsches Ärzteblatt*, 110 (5), 153.

Hausschild, P. u.a. (2004). *Privatisierung: Wahn & Wirklichkeit – Kommunen im Fadenkreuz.* Hamburg: VSA-Verlag.

Humanistischer Verband Deutschlands (2011). *Ärztliches Berufsethos braucht Mut statt Re-Dogmatisierung.* Pressemitteilung vom 13. Mai. Zuletzt aufgerufen am 23.11.2014 unter http://www.humanismus.de/pressemitteilung/aerztliches-berufsethos-braucht-mut-statt-re-dogmatisierung.

Imdahl, H. (2010). Krankenhausprivatisierung: Auch unter DRG-Bedingungen ein Erfolgsmodell? Heubel, F., Kettner, M. & Manzeschke, A. (Hrsg.), *Privatisierung von Krankenhäusern: ethische Perspektiven* (S.59-76). Wiesbaden: VS-Verlag.

Immobilien Zeitung vom 11.03.2010. *Privatisierung beschert Klinikkonzernen sattes Plus* (10). S.4.

Lenk, C. (2010). Gesellschaftsvertrag und Recht auf öffentliche Grundversorgung. Heubel, F., Kettner, M. & Manzeschke, A. (Hrsg.), *Privatisierung von Krankenhäusern: ethische Perspektiven* (S.101-115). Wiesbaden: VS-Verlag.

Lingenfelder, M. & Steymann, G. (2011). Einflussgrößen der Verkaufsabsicht von Unternehmen – Eine empirische Analyse am Beispiel der Privatisierung von Krankenhäusern. *Betriebswirtschaftliche Forschung und Praxis*, 2011 (4), 366-390.

Lubansa, B. & Mofya, B. (2006). Privatisierung in der Praxis: Die Gesundheitsreform in Sambia. Young, O.R. & Finger, M. (Hrsg.), *Grenzen der Privatisierung: Wann ist des Guten zu viel? Bericht an den Club of Rome* (S.118-121). Stuttgart: Hirzel.

Münch, E. & Scheytt, S. (2014). *Netzwerkmedizin – Ein unternehmerisches Konzept für die altersdominierte Gesundheitsversorgung.* Wiesbaden: Springer.

Neu, C. (2009). Daseinsvorsorge – eine Einführung. Neu, C. (Hrsg.), *Daseinsvorsorge: eine gesellschafts-wissenschaftliche Annäherung* (S.9-19). Wiesbaden: VS-Verlag.

Pelizzari, A. (2004). „Besser, billiger, bürgernäher?" - Privatisierungsplitik und ihre Hintergründe. Huffschmid, J. (Hrsg.), *Die Privatisierung der Welt: Hintergründe, Folgen, Gegenstrategien* (S.20-26). Hamburg: VSA-Verlag.

Pfaff, M. (1996). Funktionsfähiger Wettbewerb innerhalb und zwischen den gesetzlichen und privaten Krankenkassen: Einige Anmerkungen zur laufenden Diskussion. Behrens, J., Braun, B., Morone, J. & Stone, D. (Hrsg.) *Gesundheitssystementwicklung in den USA und Deutschland – Wettbewerb und Markt als Ordnungselement im Gesundheitswesen auf dem Prüfstand des Systemvergleichs* (S.215-220). Baden-Baden: Nomos.

Prütz, F. (2010). Die Krankenhauslandschaft nach Trägern und Rechtsformen. Heubel, F., Kettner, M. & Manzeschke, A. (Hrsg.), *Die Privatisierung von Krankenhäusern: ethische Perspektiven* (S.15-41). Wiesbaden: VS-Verlag.

Rebscher, H. (1997). Der Wettbewerb der Kassen: Gefährlich für den Kranken, ein Segen für den Gesunden – der Abschied von der Rund-Um-Versorgung? Merke, K. (Hrsg.), *Umbau oder Abbau im Gesundheitswesen?* (S.142-144).

Rotthaus, O. (2006). Privatisierung in der Praxis: Teilprivatisierung des Gesundheitswesens in Chile. Young, O.R. & Finger, M. (Hrsg.), *Grenzen der Privatisierung: Wann ist des Guten zu viel? Bericht an den Club of Rome* (S.113-117). Stuttgart: Hirzel.

Rudolphi, M. (2007). Folgen der Privatisierung: Die Spielregeln sind willkürlich. *Deutsches Ärzteblatt*, 104 (27), A-1956/B-1728/C-1664.

Sibbel, R. (2010). Krankenhäuser als Wirtschaftseinheiten – ökonomische Aspekte und Herausforderungen. Heubel, F., Kettner, M. & Manzeschke, A. (Hrsg.), *Privatisierung von Krankenhäusern: ethische Perspektiven* (S.43-58). Wiesbaden: VS-Verlag.

Stüwe, H. (2014). Private Krankenhausträger: Der Markt ist neu aufgeteilt. *Deutsches Ärzteblatt*, 111 (35-36), 1478.

Verband der Privaten Krankenversicherung e.V. (1998). *Zahlenbericht der Privaten Krankenversicherung 1997/98.* Zugriff am 29.11.2014 unter www.pkv.de/service/zahlen-und-fakten/archiv-pkv-zahlenbericht/ zahlenbericht_1997_1998.pdf.

Verband der Privaten Krankenversicherung e.V. (2013). *Zahlenbericht der Privaten Krankenversicherung 2012.* Zugriff am 29.11.2014 unter www.pkv.de/service/zahlen-und-fakten/archiv-pkv-zahlenbericht/ zahlenbericht-2012.pdf.

Zentrale Ethikkommission bei der Bundesärztekammer (2013). Stellungnahme der Zentralen Kommission zur Wahrung ethischer Grundsätze in der Medizin und ihren Grenzgebieten (Zentrale Ethikkommission) bei der Bundesärztekammer: „Ärztliches Handeln zwischen Berufsethos und Ökonomisierung. Das Beispiel der Verträge mit leitenden Klinikärztinnen und -ärzten". *Deutsches Ärzteblatt*, 110 (38), A-1752/B-1544/C-1520.

Tabellenverzeichnis